Allie Rogers | Cate Preston

Posttraumatische Belastungsstörung (PTBS)

Ergänzungsmaterial zu Handeln ermöglichen – Trägheit überwinden (Action over Inertia)

bearbeitet von Megan Edgelow

ins Deutsche übersetzt von
Christine Spevak und Andreas Pfeiffer

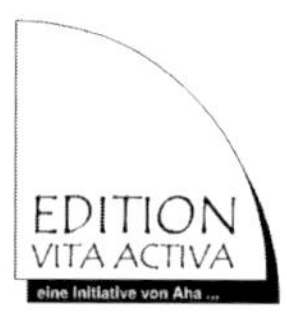

herausgegeben von
Ulrike Marotzki | Christiane Mentrup | Peter Weber
gefördert durch

DEUTSCHER VERBAND DER
ERGOTHERAPEUTEN E.V.

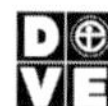

Die Übersetzer

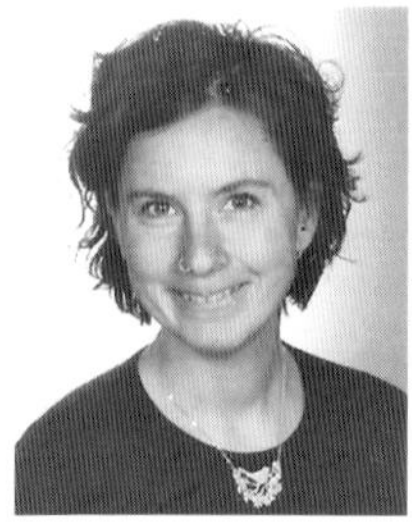

Christine Spevak war zunächst als Werbegrafikerin tätig, bevor sie 2013 ihre Ausbildung zur Ergotherapeutin an der Fachhochschule Joanneum in Bad Gleichenberg abschloss. Seitdem arbeitet sie im Arbeitsfeld Psychiatrie im Rahmen des PsychoSozialen Dienstes Krems. Sie nahm an zahlreichen Fortbildungen zu Themen der Ergotherapie im Arbeitsfeld Psychiatrie teil. Seit 2013 ist sie Mitglied im Fortbildungsteam des Ergotherapie Austria Bundesverbandes und dort mitverantwortlich für das Fortbildungsangebot des FB Psychiatrie. Derzeit studiert sie „Transkulturelle Medizin und Diversity Care" an der Medizinischen Universität Wien. Ihre Masterarbeit behandelt das Thema „Identitätsarbeit im Rahmen der Ergotherapie bei Menschen mit Fluchterfahrung und Posttraumatischer Belastungsstörung." Seit 2018 unterrichtet sie an der IMC Fachhochschule Krems. Im Rahmen ihrer Reisen sammelte sie Einblicke in die ergotherapeutische Arbeit in der Psychiatrie in Nigeria, Indien und Island.

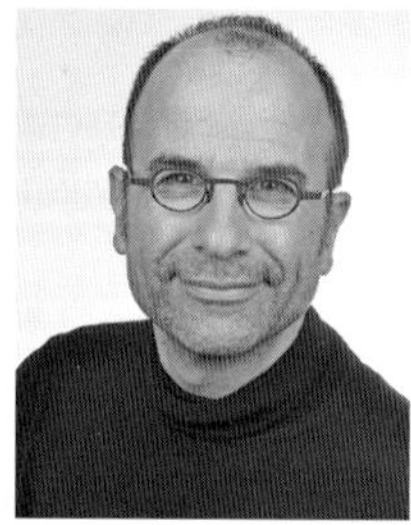

Andreas Pfeiffer schloss 1992 seine Fachschulausbildung zum Ergotherapeuten ab. Danach arbeitete er bei einem sozialtherapeutischen Verein, der im Rahmen der Enthospitalisierung gemeindenahe Wohn- und Versorgungsangebote für Menschen mit psychischen Erkrankungen aufbaute. Von 2001 bis 2018 war er am LVR-Klinikum Düsseldorf – Kliniken der Heinrich-Heine-Universität Düsseldorf tätig. Seine Schwerpunkte waren die Arbeit auf einer Akutstation und die ambulante Ergotherapie. 2012 erwarb er berufsbegleitend an der Hogeschool Zuyd in Heerlen (NL) den Bachelor of Health in Occupational Therapy. 2016 schloss er ein berufsbegleitendes Masterstudium an der Donau-Universtität Krems in Österreich ab. Er ist seit 1997 ehrenamtlich für den Deutschen Verband der Ergotherapeuten e.V. (DVE) tätig. 2018 wurde er zum Vorsitzenden des DVE gewählt.

Allie Rogers | Cate Preston

Posttraumatische Belastungsstörung (PTBS)

Ergänzungsmaterial zu
Handeln ermöglichen – Trägheit überwinden
(Action over Inertia)

bearbeitet von Megan Edgelow

ins Deutsche übersetzt von
Christine Spevak und Andreas Pfeiffer

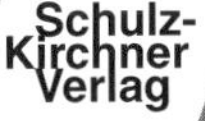

Bibliografische Information der Deutschen Nationalbibliothek
Die Deutsche Nationalbibliothek verzeichnet diese Publikation in der Deutschen Nationalbibliografie; detaillierte bibliografische Daten sind im Internet über http://dnb.d-nb.de abrufbar.

Besuchen Sie uns im Internet: www.schulz-kirchner.de

1. Auflage 2019
ISBN 978-3-8248-1243-1
eISBN 978-3-8248-9945-6

Mollweg 2, D-65510 Idstein
Vertretungsberechtigte Geschäftsführer: Dr. Ullrich Schulz-Kirchner, Nicole Eitel
Fachlektorat: Thomas Leidag
Lektorat: Doris Zimmermann
Layout: Susanne Koch
Titelfotos: links: Photographee.eu – fotolia.com; rechts: Paolese – fotolia.com
Icons (Buch und CD): © http://flaticon.com
Druck und Bindung: medienHaus Plump, Rolandsecker Weg 33, 53619 Rheinbreitbach
Printed in Germany

Inhalt

* AB = Arbeitsblatt

AB 3 Offenlegung und Stigmatisierung
AB 4 Achtsamkeit und Entspannung nutzen
AB 5 Beteiligung an Aktivität und Auswirkungen auf Ihr Umfeld
AB 6 Beteiligung an Aktivität und Auswirkungen auf Sie selbst

Vorwort zur Reihe

„Jeder Mensch ist anders." Dies ist eine häufige Antwort auf die Frage, wie Ergotherapeutinnen bei einem bestimmten Krankheitsbild oder einem definierten Rehabilitationsziel vorgehen. Die Antwort bringt die therapeutische Haltung zum Ausdruck, sich ganz auf die Bedarfe und Ziele des Gegenübers einzustellen und in dieser Orientierung über die Wahl der Mittel, Medien und Methoden und somit auch über die spezifische Nutzung der Therapiezeit zu entscheiden.

Was die Antwort nicht reflektiert, ist, dass die Verfügbarkeit therapeutischer Ressourcen immer begrenzt ist. Zudem ist häufig nicht gesichert, ob die vorhandenen Ressourcen auch die tatsächlich sinnvollsten sind und ob sie den richtigen Umfang haben, um den Klienten zu unterstützen.

Die Anforderungen an moderne Therapieangebote wachsen unaufhaltsam. Gefordert werden ein effektiver und effizienter Einsatz der therapeutischen Mittel, die Nutzung therapeutischer Methoden auf dem aktuellen Stand der Wissenschaft, Klienten- und Ergebnisorientierung im therapeutischen Prozess, die Implementierung von Qualitätsmanagement sowie die Evaluation der therapeutischen Maßnahmen mit passenden Instrumenten, womit eine kontinuierliche Verbesserung des Angebotes gesichert werden soll.

Ergotherapeutische Programme bilden eine noch junge Entwicklungslinie in der internationalen Ergotherapie. Sie werden als eine mögliche Antwort auf die genannten komplexen Herausforderungen an gesundheitsbezogene Dienstleistungen gesehen, wobei die Zielindikation, Gemeindeorientierung und Modellbasierung eine besondere Rolle spielen (Mandel et al., 1999; Fazio, 2001; Kielhofner, 2008). In der deutschsprachigen Ergotherapie ist die Idee, Programme zu entwickeln, mit der verstärkten Diskussion um gesundheitsförderliche und präventive ergotherapeutische Angebote in Gang gekommen (DVE, 2006). Die bekanntesten Beispiele sind wohl Rückenschule und Gelenkschutzgruppe. Gerade diese Beispiele machen deutlich, dass die zur Programmentwicklung gehörende Abstraktion vom konkreten Klienten auf die Gruppe, zu der er gehört, auch für den Einzelnen einen Gewinn bringen kann: Von Anfang an ist der Therapieprozess auf spezifische Bedarfe und Ziele mit passenden Ressourcen eingerichtet, sodass man sich in der therapeutischen Arbeit auf das Wesentliche konzentrieren und dort die Zeit und Mittel einsetzen kann, die nachgewiesenerweise notwendig und sinnvoll sind.

Ergotherapeutische Programme – gleich ob in Therapie, Gesundheitsförderung oder Prävention – sind optimalerweise durch folgende Kennzeichen charakterisiert:

- Definition einer Zielgruppe
- Ergotherapeutische Bedarfsanalyse
- Planung und Implementierung einer auf diese Bedarfe zugeschnittenen Maßnahme in Form eines Problemlöseprozesses in mehreren Schritten
- Handbuch einschließlich Programmtheorie (Wirk- und Zusammenhangsannahmen)
- Prozess- und Ergebnisevaluation des Programms mit einer Auswahl passender Instrumente
- Evaluationsstudien
- Evidenznachweise

Die Reihe ERGOTHERAPEUTISCHE PROGRAMME ist die jüngste in der EDITION VITA ACTIVA. Wie für die Reihen ERGOTHERAPEUTISCHE ASSESSMENTS und ARBEITSANLEITUNGEN gilt: Programme, die in die Reihe aufgenommen werden, sollen über ein ausgearbeitetes Handbuch verfügen. Hiermit ist erstens gewährleistet, dass eine gründliche und strukturierte Einarbeitung und Durchführung im ergotherapeutischen Kontext durch Berufsangehörige möglich ist. Zweitens ist so eine wichtige Voraussetzung gegeben, diese Programme einem fortlaufenden systematischen Entwicklungs-, Erprobungs- und Validierungsprozess zu unterziehen.

Natürlich sollten Programme, die in dieser Reihe erscheinen, optimalerweise schon einen Erprobungsprozess durchlaufen haben und Evaluationsergebnisse vorweisen können. Dies ist jedoch keine Voraussetzung. Wer den Professionalisierungsstand der deutschen Ergotherapie kennt, weiß, dass eine derartige Auflage unrealistisch ist. Derzeit werden Programme bspw. im Rahmen von Bachelor- und Master-Arbeiten entworfen, allerdings fehlt es noch an Realisierungen bzw. Möglichkeiten zur Implementierung.

Die Reihen der EDITION VITA ACTIVA repräsentieren mit den in ihr erscheinenden Assessments, Befunderhebungsinstrumenten und Programmen einen bestimmten Entwicklungsschritt im Professionalisierungsprozess ergotherapeutischer Praxis: die

Einsicht in die Notwendigkeit terminologischer Genauigkeit sowie standardisierter und wissenschaftlich überprüfter Vorgehensweisen. Insgesamt will VITA ACTIVA hiermit einen Beitrag zum kritischen Umgang mit Erhebungsinstrumenten und zur Qualitätssicherung ergotherapeutischer Maßnahmen leisten. Nachfolgend werden Studien zu den in dieser Reihe erschienenen Instrumenten und Programmen erforderlich sein und hoffentlich auch angeregt.

Erst gut validierte Grundlagen, von denen es bisher noch zu wenige gibt, werden langfristig dazu beitragen, dass auch die deutschsprachige Ergotherapie bspw. im Rahmen größerer Forschungsprojekte ihren genuinen Beitrag zu Therapie-, Rehabilitations- und Präventionserfolgen evident nachweisen kann.

Die Herausgeber
Ulrike Marotzki, Christiane Mentrup, Peter Weber

Literatur

Deutscher Verband der Ergotherapeuten (DVE) e. V. (2006). „Prävention und Gesundheitsförderung" in der Ergotherapie. Broschüre, Karlsbad.

Fazio, L. (2001). Developing occupation-centered Programs for the Community: A Workbook for Students and Professionals. Upper Saddle River, New Jersey: Prentice Hall.

Kielhofner, G. (2008). Model of Human Occupation. Theory and Application. 4th ed., Baltimore: Lippincott Williams & Wilkins.

Mandel, D.; Jackson J.; Zemke, R.; Nelson, L.; Clark, F. (1999). Lifestyle Redesign. Implementing the Well Elderly Program. Betesda: The American Occupational Therapy Association Inc.

Vorwort der Übersetzer

Wir freuen uns, dass die Ergotherapie im deutschsprachigen Raum der deutschen Übersetzung des ergotherapeutischen Interventionsmanuals Handeln gegen Trägheit so viel Aufmerksamkeit schenkt.

In dem Arbeitsbuch waren als Zielgruppe zunächst Menschen mit schweren psychischen Erkrankungen ausgewählt worden, da sie Hilfsangebote aufgrund ihrer „Trägheit" häufig gar nicht erst erreichen.

Die grundlegenden Gedanken der Intervention sind aber aus unserer Sicht nicht störungsspezifisch, sondern ergotherapeutisch. Es geht um Teilhabe, Betätigungsbalance, Krankheitsbewältigung (im Sinne von Recovery) und das Erreichen eines Maximums an Lebensqualität.

Diese Themen haben auch eine große Bedeutung für Menschen, die unter einer Posttraumatischen Belastungsstörung (PTBS) leiden. Deshalb freuen wir uns, mit dem vorliegenden Buch spezifisches Ergänzungsmaterial für diese Zielgruppe in der deutschen Übersetzung zur Verfügung stellen zu können.

Menschen mit PTBS schränken in der Folge des Traumas ihre Teilhabe in der Gesellschaft erheblich ein. Dies betrifft insbesondere die Durchführung von bedeutungsvollen Aktivitäten, die Gestaltung sozialer Kontakte und die eigenen alltäglichen Routinen. Da diese Themen zentrale Inhalte von *Handeln gegen Trägheit* sind, können auch Menschen mit PTBS von dieser Intervention profitieren.

Das Manual klärt über Traumatisierung und die daraus folgenden Auswirkungen auf die Aktivität eines Menschen auf. Aus Angst vor dem geistigen Wiedererleben des Traumas vermeiden Betroffene tägliche und für sie bedeutungsvolle Aktivitäten. Folgen des Traumas sind häufig eine Übererregtheit – also eine erhöhte Sensibilität gegenüber möglichen Gefahren – sowie eine negative Wahrnehmung der eigenen Person und eine damit einhergehende entsprechend negative Stimmung. Dies führt zu Distanzierung von sozialen und individuellen Aktivitäten.

Das Manual unterstützt Menschen mit PTBS darin, wieder an bedeutungsvollen Aktivitäten teilhaben zu können. Durch die Aktivierung soll ihnen das Gefühl von Kontrolle zurückgegeben werden, was essenziell für das Wohlbefinden von Menschen mit PTBS ist. Dadurch kann das positive Selbstbild und somit die eigene Identität wieder gestärkt werden.

Das Manual greift auch die Thematik der gesellschaftlichen Auswirkung auf. Insbesondere die Stigmatisierung verstärkt die Symptome der übermäßigen Wachsamkeit und negativen Wahrnehmung der eigenen Person. Der Wunsch, sich aus dem sozialen Geschehen zurückzuziehen, wird dadurch verstärkt. Die Möglichkeit einer Offenlegung sowie deren Umsetzung werden im Laufe des Therapieprozesses bearbeitet, um eine bestmögliche Teilhabe an sozialen Aktivitäten zu ermöglichen.

Darüber hinaus werden die Auswirkungen auf die Familie und nahestehende Menschen reflektiert. Gemeinsame Aktivitäten sind durch den Rückzug und die Vermeidung des Betroffenen häufig nicht mehr möglich oder stark beeinträchtigt. Im Manual werden Aktivitäten mit nahestehenden Menschen thematisiert und aufgebaut.

Der Kreislauf der Vermeidung von täglichen, bedeutungsvollen und sozialen Aktivitäten soll durch die Intervention unterbrochen und somit wieder eine Möglichkeit für eine Betätigungsbalance und Wohlbefinden geschaffen werden.

Eine gelungene therapeutische Intervention stellt für alle – Betroffene und beteiligte Gesundheitsdienstleister – eine große Herausforderung dar. Die entscheidende Grundlage hierfür ist eine therapeutische Grundhaltung, die von Empathie, Echtheit und Wertschätzung getragen wird, auf der die therapeutische Beziehung aufbaut. Dass die ergotherapeutische Intervention klientenzentriert gestaltet werden kann, scheitert oftmals an fehlenden Konzepten und manualisierten Methoden. Die Entwickler dieses Ergänzungsmaterials füllen hiermit ein weiteres Stück der großen Lücke in einem noch wenig erschlossenen Feld.

Unser Dank gilt im Besonderen Megan Edgelow und den kanadischen Kolleginnen, die dieses Ergänzungsmaterial entwickelt haben und einer Übersetzung ins Deutsche zustimmten und sie damit unkompliziert ermöglichten – ganz im Sinne der Ergotherapie und der von PTBS betroffenen Menschen.

Christine Spevak und *Andreas Pfeiffer*

Welcher Zusammenhang besteht zwischen Posttraumatischer Belastungsstörung und der Teilnahme an Aktivitäten?

Stress ist normaler Bestandteil des täglichen Lebens; der Mensch hat Stressreaktionen entwickelt, die ihm helfen zu überleben. Wenn eine echte Bedrohung oder Herausforderung Angst auslöst, fällt unser Körper zum Schutz in einen „Kampf-, Flucht- oder Erstarrungsmodus". In dieser Zeit können wir Herzrasen, Unruhe, Schwitzen, Zittern und andere körperliche Erregung wahrnehmen. Manchmal erleben Menschen diese Empfindungen, wenn sie ängstlich sind oder ein bestimmtes Ereignis erwarten. Angst ist eine normale menschliche Erfahrung, aber manchmal entwickeln Menschen Ängste, auch wenn sie sich nicht in einer „Kampf-, Flucht- oder Erstarrungssituation" befinden. Eine Angststörung ist gekennzeichnet durch übermäßige Angst, die zu anhaltenden Verhaltensreaktionen führt, die in keinem Verhältnis zur Realität der Bedrohung stehen (Davis et al., 2011).

Die Posttraumatische Belastungsstörung (PTBS) ist eine Störung, bei der Menschen eine schwere und anhaltende emotionale Reaktion auf ein traumatisches Ereignis erfahren (Davis et al., 2011). Diese Reaktion liegt oftmals außerhalb des Bereichs normaler Erfahrungen und kann die Funktionsfähigkeit der Person im täglichen Leben beeinträchtigen. Menschen können aufgrund von traumatischen Erfahrungen wie beispielsweise Kindesmissbrauch, Misshandlung in der Ehe, Kriegserlebnisse und gewaltvolle Konflikte, Unfälle oder Naturkatastrophen die Diagnosekriterien der PTBS erfüllen (Marshall et al., 2005). Einige Menschen sind bedingt durch ihre Arbeit vermehrt traumatischen Erlebnissen ausgesetzt, wie zum Beispiel das Personal der Armee, der Feuerwehr, der Polizei und des Rettungsdienstes. Diese Exposition kann zu einer Operational Stress Injury (OSI) führen, was bedeutet, dass eine Person aufgrund ihrer Arbeit mit anhaltenden psychischen Schwierigkeiten konfrontiert sein kann; PTBS ist eine Variante von OSI (The Royal - Mental Health Care & Research, 2015).

Einige der Probleme, die durch PTBS verursacht werden, sind auf das erneute Erleben des traumatischen Ereignisses im Schlaf- oder im Wachzustand zurückzuführen – was zu einer großen Störung des geistigen und körperlichen Wohlbefindens führen kann. Dieses Manual soll Betroffenen und ihren Familien helfen, zu verstehen, wie sich die PTBS auf ihr Leben und ihre Teilhabe an Betätigung auswirken kann.

Posttraumatische Belastungsstörung

Es gibt vier verschiedene Verhaltensmuster, deren Symptome mit PTBS assoziiert werden (American Psychiatric Association, 2013):

- **Wiedererleben** Personen erleben fortwährend das Trauma auf mindestens eine der folgenden Arten: wiederkehrende Bilder, Gedanken, Flashbacks und Träume oder das Gefühl von Verzweiflung und Überlastung in Situationen, die sie an das traumatische Ereignis erinnern.

- **Vermeidung** Personen vermeiden Gedanken, den Kontakt mit Menschen oder anderen Faktoren, die eine Erinnerung an das Ereignis auslösen können. Sie erleben möglicherweise eine emotionale Taubheit oder das Gefühl, den Kontakt zu ihrer eigenen Identität oder äußeren Realität zu verlieren.

- **Negative Wahrnehmungen oder Stimmung** Menschen mit PTBS können ein Gefühl der persönlichen Schuld empfinden oder anderen die Schuld geben, die sie mit dem Trauma, das sie erlebt haben, assoziieren. Dies kann sich auch dadurch äußern, dass sich die Person von anderen Menschen distanziert oder sich aus Aktivitäten zurückzieht. Hinzu kommt, dass sich eine Person mit PTBS möglicherweise nicht mehr an wichtige Aspekte des traumatischen Ereignisses erinnern kann.

- **Übererregtheit (Hyperarousal)** Dazu gehören Symptome von Angst oder eine erhöhte Sensibilität gegenüber möglichen Gefahren (Schlaflosigkeit, Reizbarkeit, unverhältnismäßige Schreckhaftigkeit oder übermäßige Wachsamkeit gegenüber unbekannten Gefahren [University of Maryland Medical Centre, 2015]).

Einige der Symptome der PTBS tragen unweigerlich dazu bei, die Motivation einer Person, sich an Aktivitäten zu beteiligen, zu verhindern. Dieses Manual stellt Informationen über mögliche Auswirkungen von PTBS auf das Erleben von Alltagsaktivitäten bereit. Sie sind unterteilt in biologische, psychologische und soziale Ursachen.

Es ist wichtig, sich zu vergegenwärtigen, dass es noch viele positive Elemente der Aktivitätsbeteiligung gibt und dass Veränderungen in der Wahrnehmung bei der Teilhabe an diesen Aktivitäten erreicht werden können. Das Erlangen von Gesundheit und Wohlbefinden durch Aktivität ist möglich!

Biologische Ursachen

Biologische Erklärungen konzentrieren sich auf die Strukturen, Physiologie und Funktionen des menschlichen Körpers, die für Störungen bei der Aktivität und den Aktivitätsmustern von Menschen mit PTBS verantwortlich sein könnten.

Gehirnstruktur

Die Amygdala und der Hippocampus sind die beiden Hirnareale, die bei den meisten Angststörungen eine zentrale Rolle spielen. Die Amygdala ist für die Verarbeitung und Interpretation sensorischer Wahrnehmungen verantwortlich. Diese Informationen werden auf den Hippocampus projiziert, der dann das sympathische Nervensystem aktiviert, um eine „Kampf-, Flucht- oder Erstarrungsreaktion" auszulösen. In Folge der Reaktion werden von den Nebennieren chemische Substanzen in den Blutkreislauf abgegeben, die zu aktivierenden körperlichen Reaktionen, wie Zittern, Hitzewallungen, erhöhte Herzfrequenz und Schmerzen in der Brust führen. Dies alles sind Prozesse, die darauf abzielen, die Reaktionszeit zu erhöhen und den Menschen vor Gefahren zu schützen, wenn das Gehirn eine Bedrohung wahrgenommen hat (National Institute of Mental Health, 2014). Personen mit PTBS befinden sich somit in einem anhaltenden gesteigerten Erregungszustand, im „Kampf-, Flucht- oder Erstarrungsmodus". Dies kann sich als Schlaflosigkeit, Reizbarkeit, Konzentrationsschwierigkeiten, übertriebene Schreckhaftigkeit oder übertriebene Wachsamkeit manifestieren, Reaktionen, die allesamt das Erleben der Aktivität beeinflussen können (Davis et al., 2011).

Der Hippocampus ist an der Speicherung und am Abruf von Erinnerungen beteiligt, darunter auch bedrohliche Ereignisse, die hier als solche kodiert und abgespeichert werden. Ein zu hoher Gehalt an Glukokortikoiden, hervorgerufen durch chronischen Stress, kann sogar zu einer Atrophie des Hippocampus führen (Marshall et al., 2005).

Studien haben gezeigt, dass dieser Bereich des Gehirns bei einigen Menschen, die Opfer von Kindesmissbrauch wurden oder einem Militärgefecht ausgesetzt waren, in der Bildgebung kleiner erscheint (National Institute of Mental Health, 2014). Aufgrund seiner Rolle für das Gedächtnis und die emotionale Wahrnehmung wird angenommen, dass eine Atrophie des Hippocampus zu Gedächtnisproblemen führen kann, die charakteristisch für die PTBS sind. Personen mit PTBS können Schwierigkeiten haben, sich an bestimmte Aspekte eines traumatischen Ereignisses zu erinnern, oder können Flashbacks des Ereignisses erleben, die lebendig und immer präsent sind. Das deklarative Gedächtnis kann ebenfalls beeinträchtigt sein, was bedeutet, dass das bewusste Erinnern und Verbalisieren sogar von emotional neutralen Informationen, wie Terminen, Gesprächen und Tagesaufgaben, schwerfällt (Samuelson, 2011).

Flashbacks, Sprunghaftigkeit und emotionale Distanz sind einige der häufigsten Symptome bei Menschen mit PTBS. Selbst wenn der Wunsch besteht, eine bestimmte Aktivität durchzuführen, können solche Erlebnisse Unbehagen verursachen. Infolgedessen nehmen viele Menschen, die eine PTBS oder soziale Ängste erleben, an Aktivitäten, die für sie bedeutungsvoll sind, nicht mehr teil, um belastende oder unangenehme Erfahrungen zu vermeiden.

Neurophysiologische Veränderungen

Dieser Abschnitt gibt einen Überblick über die Mechanismen der neurophysiologischen Veränderungen, von denen angenommen wird, dass sie Angstzustände fördern.

Informationen werden vom Gehirn über das Nervensystem an den Körper weitergegeben. Das Nervensystem besteht aus Milliarden von Neuronen oder Nervenzellen. Neurotransmitter sind die chemischen Botenstoffe, die Neuronen nutzen, um miteinander zu kommunizieren. Es gibt verschiedene Neurotransmitter, die die Emotionen, Stimmungen und Reaktionen auf unterschiedliche Weise regulieren, je nachdem, mit welchen Hirnstrukturen sie interagieren. Es wurden charakteristische Veränderungen in der Hormonregulation bei Personen mit PTBS festgestellt. Studien deuten darauf hin, dass es eine chronische Dysregulation der Hypothalamus-Hypophysen-Nebennierenrinden-Achse (HPA) im Gehirn von Menschen mit PTBS gibt. Dieses System steuert die Freisetzung von Hormonen, die eine große Rolle bei der Reaktion auf Stress und der Regulation von Stimmungen und Emotionen spielen

(Sherin & Nemeroff, 2011). Es wurde auch eine verringerte Cortisolkonzentration bei Personen mit PTBS festgestellt. Cortisol ist ein Hormon, das unsere Reaktionen auf Stress reguliert. Wenn es von unserem Körper freigesetzt wird, löst es eine „Kampf-, Flucht- oder Erstarrungsreaktion" aus. Niedrigere Cortisolwerte können dabei sowohl ein Indikator für die Anfälligkeit zur Entwicklung einer PTBS sein als auch eine Rolle bei den unangemessenen Stressreaktionen bei Patienten mit PTBS spielen (Sherin & Nemeroff, 2011). Die durch die PTBS erfolgten Veränderungen in der Neurophysiologie beeinflussen die Durchführung von Aktivitäten, beispielsweise wirken sie sich auf die Motivation, Freude, Aufmerksamkeit und den Energielevel aus.

Rolle der Medikamente

Häufig verwendete Medikamente bei Angststörungen wie PTBS sind Antidepressiva, insbesondere SSRIs (selektive Serotonin-Wiederaufnahmehemmer), trizyklische Antidepressiva und Benzodiazepine. Sowohl SSRIs als auch trizyklische Antidepressiva erhöhen den Gehalt an spezifischen Neurotransmittern im Gehirn, wie etwa dem Serotonin und dem Noradrenalin, die eine Rolle bei der Amygdala- und Hippocampusfunktion spielen. Benzodiazepine sind eine Form von Beruhigungsmitteln, die dazu dienen, Ängste abzubauen (Davis et al., 2011). Diese Medikamente können auch Gewichtszunahme, Antriebslosigkeit, Übelkeit oder sexuelle Störungen verursachen – Nebenwirkungen, die sich zusätzlich auf das Selbstbild der Person sowie deren Motivation und Antrieb zur Teilhabe an sinnvoller Betätigung auswirken können.

Psychologische Ursachen

Es gibt verschiedene psychologische Prozesse, die Einfluss darauf nehmen, wie Menschen über sich selbst in Bezug auf Betätigung denken und dadurch deren Teilhabe und Engagement beeinflussen. Psychologisch besonders relevant sind die mentalen Funktionen, da sie für Wachstum und Veränderung von zentraler Bedeutung sind. Es wird angenommen, dass der Mensch von Natur aus motiviert ist, an Betätigung teilzuhaben – diese Motivation ist grundlegend für das Überleben. Motivation ist ein komplexer psychologischer Prozess, der die Initiierung menschlicher Aktivitäten, deren Ausrichtung und nachhaltige Beteiligung beinhaltet.

Im Folgenden werden einige Ursachen aufgezählt, die bei Menschen mit PTBS zu einer verminderten Motivation in der Aktivität führen können:

Hoffnungslosigkeit

Einigen Fällen von PTBS liegt ein Trauma zugrunde, das im Arbeitssetting erlebt wurde. Eine hohe Prävalenz dafür gibt es bei Soldaten oder Notärzten und Sanitätern, deren Selbstidentität und Zukunftspläne stark mit ihren Jobs verbunden sein können. Die persönlichen Einschränkungen, denen sie als Folge der PTBS ausgesetzt sind, können wichtige Lebenspläne sowie ihre Fähigkeit, neue Zukunftsperspektiven zu entwickeln, beeinträchtigen.

Flashbacks

Für Menschen mit PTBS können bestimmte Aktivitäten mit Flashbacks verbunden sein. Die Möglichkeit, dass dabei Flashbacks ausgelöst werden, kann schon vor der Teilnahme Panik und Angst erhöhen. Die Angst, ihr Trauma neu zu erleben, kann die Motivation der betroffenen Person zur Partizipation zunichtemachen.

Selbsteinschätzung

Vergangene Traumata und anhaltende negative Erfahrungen mit Angst können das Selbstvertrauen, das Selbstwertgefühl und den Glauben an die eigenen Fertigkeiten beeinflussen. Dieser Selbstzweifel kann zur Isolation und zum sozialen Rückzug sowie zum Rückzug von Aktivitäten und der Familie führen.

Bewältigung und Anpassung

Die physiologischen und psychologischen Auswirkungen der PTBS führen zu Schwierigkeiten bei der Bewältigung der traumatischen Erfahrung und sind dadurch sowohl emotional als auch mental eine Überforderung. Das Unvermögen, das traumatische Ereignis zu verarbeiten, kann dazu führen, dass Menschen an ihrer Fähigkeit zweifeln, zukünftige Hürden und Herausforderungen zu bewältigen.

Vermeidung

Personen mit Angststörungen können ein emotionales Taubheitsgefühl, einen Zustand des Benommenseins oder den Verlust des Kontaktes zur eigenen Identität oder sogar der Realität erfahren (Tull et al., 2007). Die Angst, diese emotionalen Zustände zu provozieren, kann dazu führen, sich von der Teilnahme an verschiedenen Aktivitäten zurückziehen. Dies wird als Vermeidung bezeichnet, was ein sehr häufiges Verhaltensmuster bei Menschen mit Angststörungen ist.

Aufgrund der Kopplung mit einem lebensbedrohlichen Ereignis ist die PTBS einzigartig unter den Angststörungen (Davis et al., 2011). Es wird angenommen, dass Personen mit PTBS die Vermeidung nutzen, um im zwischenmenschlichen Umgang ihre Sicherheit aufrechtzuerhalten und weniger verletzt zu werden (Tull et al., 2007). Die Unterdrückung und Vermeidung von Gedanken und Emotionen bei Menschen, die eine PTBS haben, wird als eine Bewältigungsstrategie der negativen persönlichen Erfahrungen im Zusammenhang mit dem traumatischen Ereignis angesehen. Diese Strategie wird manchmal als „Situationsvermeidung" bezeichnet und bezieht sich auf Verhaltensweisen, mit denen Menschen ihre Erfahrungen blockieren, reduzieren oder verändern. Gedankenkreisen, Substanzgebrauch und das Vermeiden unangenehmer Situationen sind einige Beispiele für Verhaltensweisen, die Menschen üblicherweise annehmen, um unangenehme Ereignisse oder Erfahrungen zu vermeiden (Tull et al., 2004).

Soziale Ursachen

Soziale Ursachen konzentrieren sich auf „äußere" Faktoren, die die Person beeinflussen und sich auf deren Aktivitätsmuster auswirken. Sie können in der unmittelbaren Umgebung eines Menschen auftreten, soziale und kulturelle Erwartungen widerspiegeln oder sich aus der Struktur oder Organisation wichtiger Ressourcen im Umfeld ergeben.

Stigmatisierung

Im Zusammenhang mit psychischer Gesundheit bezieht sich das Wort Stigma auf negative Stereotype, die mit einer bestimmten psychischen Erkrankung assoziiert werden. Die Stigmatisierung kann einen erheblichen Einfluss auf das Erleben einer psychischen Erkrankung haben. Es wurde beobachtet, dass Stigma ein Schamgefühl mit sich bringen kann, das die Selbstbewertung eines Menschen beeinflusst und diesen somit einem größeren Risiko aussetzt, an Depression zu erkranken oder Suizidgedanken zu entwickeln (Pompili et al., 2003).

Für Menschen mit PTBS können die mit einem Stigma verbundenen Gefühle die Wirkung einiger ihrer Symptome verstärken. Die Sorge um die Wahrnehmung der Gesellschaft kann übermäßige Wachsamkeit hervorrufen und gleichzeitig den Wunsch erhöhen, sich aus Aktivitäten zurückzuziehen bzw. diese zu vermeiden. Stigmata psychischer Erkrankungen (wie auch der PTBS) erschweren es dem Betroffenen oft, über seine Erfahrungen mit seinen Angehörigen und Bekannten zu sprechen (Gould et al., 2010). Militärbedienstete, die an PTBS leiden, befürchten, dass ihre psychische Erkrankung dazu führen kann, dass sie von Vorgesetzten und Kollegen anders behandelt werden, sie als schwach wahrgenommen werden oder ihre Kollegen weniger Vertrauen in sie haben (Gould et al., 2010).

Offenlegung

Personen mit verborgenen Krankheiten, wie beispielsweise der PTBS, stehen vor dem Dilemma der Offenlegung. Sie müssen sich die Frage stellen, ob ihnen die Bekanntgabe der psychischen Krankheit am Arbeitsplatz die nötige Unterstützung bringt oder die Möglichkeiten auf eine Beförderung verhindert. Die Offenlegung der Erkrankung kann zu einer Stigmatisierung führen, die die Berufschancen einschränkt, und sich so zusätzlich auf das psychische Wohlbefinden auswirken (Bos et al., 2009). Alternativ kann die Offenlegung jedoch auch mehr Möglichkeiten und Unterstützung am Arbeitsplatz und im sozialen Umfeld zur Folge haben.
Die Entscheidung zur Bekanntgabe ist eine sehr persönliche Angelegenheit und erfordert eine gründliche Abwägung der möglichen Vorteile und Konsequenzen. Die folgende Liste der Vor- und Nachteile kann dazu verwendet werden, um Menschen zu helfen, die Folgen ihrer Entscheidung abzuwägen.

Vorteile der Offenlegung:

– Personen, die ihren Gesundheitszustand mitteilen, finden mit größerer Wahrscheinlichkeit Gleichgesinnte und Familienmitglieder, die sie unterstützen (Corrigan & Rao, 2012). Es besteht weitgehend die Auffassung, dass soziale

Beziehungen eine nützliche Rolle bei der Aufrechterhaltung des psychischen Wohlbefindens spielen (Kawachi & Berkman, 2001) und die Offenlegung die Chancen erhöht, soziale Unterstützung zu erhalten.

- Die Enthüllung der eigenen psychiatrischen Geschichte ist ein Weg, um Stigmatisierung zu reduzieren und der Scham entgegenzuwirken. Studien haben gezeigt, dass die Offenlegung einer psychischen Erkrankung zur Folge hat, dass die betroffene Person ermutigt wird, ihre Ziele zu verfolgen und dadurch die Selbststigmatisierung vermindert und die Lebensqualität erhöht wird (Corrigan & Rao, 2012).
- Menschen mit einer psychischen Erkrankung haben bestimmte Rechte (Menschenrechtsgesetzgebung, Inklusions-/Teilhabegesetze, Arbeitsschutz ...) und Anspruch auf Schutzmaßnahmen und Fördermöglichkeiten. Die Mitteilung einer psychischen Erkrankung an den Arbeitgeber gibt dem Einzelnen die Möglichkeit, eine angemessene Anpassung seiner Arbeit einzufordern. Die Offenlegung kann es dem Arbeitgeber ermöglichen, schneller und effektiver auf den Arbeitnehmer einzugehen, wenn sie/er am Arbeitsplatz krank wird (Canadian Mental Health Association, 2015).

Zu den Risiken der Offenlegung gehören unter anderem:

- Arbeitgeber, die mit psychischen Erkrankungen nicht vertraut sind, könnten beginnen, den Mitarbeiter anders zu behandeln. Die Bekanntgabe kann dazu führen, dass Unbehagen oder Spannungen zwischen Arbeitgeber und Arbeitnehmer entstehen. Abhängig von der Einstellung des Arbeitgebers zu psychischen Erkrankungen kann die Bekanntgabe dazu führen, dass die Aufstiegschancen innerhalb der Organisation eingeschränkt werden. Rückfälle oder Symptome im Zusammenhang mit der Erkrankung können am Arbeitsplatz erkennbarer werden, nachdem die Krankheit offengelegt wurde (Canadian Mental Health Association, 2015).
- Es ist wichtig, sich bewusst zu machen, dass es in der Frage des Öffentlichmachens nicht „die eine" richtige Herangehensweise gibt. Während die Bekanntgabe für eine Person hilfreich ist, muss dies nicht für eine andere gelten. Während eine Person die Phasen der Krankheitsbewältigung durchlebt, kann sich ihre Meinung zur Offenlegung auch ändern (Goldberg, Killeen & O'Day, 2005). Im Laufe des gesamten Prozesses ist es für den Einzelnen wichtig, seine Rechte und Möglichkeiten zu erkennen, um eine bewusste und durchdachte Entscheidung zu treffen und negative Folgen zu minimieren.

Auswirkungen von PTBS

Auswirkungen auf die Person

Man sollte daran denken, dass einige Personen das Trauma immer wieder durch wiederkehrende Bilder, Gedanken, Träume oder Flashbacks erleben, die sie an das traumatische Ereignis erinnern (University of Maryland Medical Centre, 2015). Menschen mit PTBS vermeiden möglicherweise jede Erinnerung an das Ereignis, wie Gedanken, Menschen oder andere Aspekte, die sie ihr Trauma neu erleben lassen. Dies kann dazu führen, dass sie sich aus Angst vor Flashbacks oder negativen Reaktionen von vertrauten Aktivitäten zurückziehen und neue vermeiden. Vermeidung ist ein Bewältigungsmechanismus, der dazu dient, sich selbst zu schützen. Für Menschen mit PTBS kann dies jedoch zu einer drastischen Einschränkung ihrer Beteiligung an für sie bedeutungsvollen Aktivitäten führen. Einige Personen mit PTBS erleben Symptome einer erhöhten Erregung wie Reizbarkeit, Schreckhaftigkeit oder eine übermäßige Wachsamkeit gegenüber unbekannten Gefahren. Diese Erfahrungen können die Motivation, sich an bedeutungsvollen Aktivitäten zu beteiligen, zusätzlich verringern.

Vermeidung hat typischerweise den Verlust des Interesses an Aktivitäten zur Folge, die einst bedeutungsvoll waren. Eine Person mit PTBS ändert ihre Routine, um Situationen zu vermeiden, die Angst oder das persönliche Wiedererleben des traumatischen Ereignisses auslösen könnten. Vermeidung hat viele Formen und kann unter anderem folgende Aspekte beinhalten:

- sich von Orten, Anlässen oder Objekten fernzuhalten, die an das Erlebte erinnern
- emotionale Taubheit zu empfinden
- starke Schuldgefühle, Depressionen oder Sorgen zu empfinden
- das Interesse an Aktivitäten, die in der Vergangenheit Freude gemacht haben, zu verlieren
- Schwierigkeiten zu haben, sich an das traumatisierende Ereignis zu erinnern

(National Institute of Mental Health, 2014).

Auswirkungen auf die familiären Beziehungen

Die PTBS kann auch die Familiendynamik beeinflussen, insbesondere eine Partnerschaft. Es kann eine Herausforderung sein, die täglichen Aktivitäten wieder aufzunehmen, die vor der Diagnose durchgeführt wurden, da die Paare bereits mit den Wechselwirkungen zwischen den Symptomen der PTBS und ihren Bewältigungs- oder Anpassungsstrategien zu kämpfen haben (Gerlock et al., 2014). Die PTBS kann die Paarbeziehung unter anderem auch in Bezug auf Fürsorge, Kommunikation, Umfeld und Verantwortung beeinflussen.

Partner übernehmen oft eine Betreuungsrolle für den Betroffenen, was zu höheren Verantwortungsgefühlen führt (Gerlock et al., 2014). Aufgrund von Empathie und Besorgnis kann diese Betreuungsrolle dazu führen, sich selbst und den Partner vor möglichen Auslösern der Symptome der PTBS zu schützen. Obwohl dieses Schutzverhalten im besten Interesse beider Parteien liegt, kann es bei der Person mit PTBS zu Verärgerungen gegenüber dem Partner führen, da dieses Verhalten als kontrollierend empfunden werden kann. Man tendiert dazu, den nichtbetroffenen Partner als notwendige soziale Unterstützung anzusehen, jedoch kann dieser auch an die Erfahrungen erinnern und Symptome auslösen, wodurch die Belastbarkeit der Person mit PTBS reduziert werden kann (Gerlock et al., 2014).

Um solche Beziehungskonflikte zu bewältigen, ist es wichtig, die Kommunikation zwischen den Partnern aufrechtzuerhalten. Ausgeblendete Emotionen oder das Bemühen, Gefühle und Probleme mit sozialen Unterstützungen zurückzuhalten oder zu vermeiden, sind ein häufiges Hindernis in der Kommunikation innerhalb der Familie (Duax et al., 2014). Übermäßiges Verbergen von Emotionen vor der Familie ist ein Anzeichen für die positive Befundung einer PTBS (Duax et al., 2014). Umgekehrt ist das Vorhandensein eigener Emotionen positiv mit Selbstwertgefühl, Lebenszufriedenheit und der wahrgenommenen sozialen Unterstützung verbunden (Duax et al., 2014). Die Preisgabe von Gefühlen ermöglicht es den Partnern, Vertrauen aufzubauen und sich gegenseitig zu unterstützen. Wenn traumatische Inhalte zum Vorschein kommen, können Paare Coaching für sich in Anspruch nehmen, um einen für beide Seiten akzeptablen Lösungsweg zu finden (Gerlock et al., 2014).

Fehlen Bezugspersonen zur Unterstützung, ist es für Menschen mit einer PTBS hilfreich, den Kontakt zu anderen Betroffenen zu suchen und Beziehungen aufzubauen. Selbsthilfegruppen können eine wichtige Quelle sozialer Unterstützung sein, der betroffenen Person ein Bewusstsein für die PTBS vermitteln und dazu beitragen, ein Gefühl der Unabhängigkeit und Kontrolle über ihre Symptome zu entwickeln (Gerlock et al., 2014).

Auswirkungen auf Elternschaft und Kindheitserfahrungen

Elternschaft ist eine zentrale Aufgabe des Erwachsenseins. Ein Erfolgsgefühl in diesem Lebensbereich kann eine große Wertschöpfung sein und dem Leben Sinn geben (Cohen et al., 2011). Personen mit PTBS können eine negative Selbstwahrnehmung in ihren elterlichen Qualitäten und ihrer Zufriedenheit entwickeln. Es ist daher wichtig, ihre Rolle als Elternteil in neue Bewältigungsstrategien einzubeziehen (Cohen et al., 2011). Das Zurückgewinnen oder Wiederherstellen bisher bekannter Familienrollen kann bei Kindern auf Widerstand oder Ablehnung stoßen und somit die Wahrnehmung der Person in ihren elterlichen Fähigkeiten trüben (Boss & Couden, 2002). Ausblenden oder Betäuben von Emotionen kann die Fähigkeit der Eltern beeinträchtigen, enge, bedeutungsvolle und unterstützende Beziehungen zu ihren Kindern aufzubauen und aufrechtzuerhalten (Marshall et al., 2006). Diese negativen Gefühle können zu einer schwierigen Familienatmosphäre beitragen und die emotionale Beziehung zwischen Eltern und Kind beeinträchtigen (Cohen et al., 2011).

Die Auswirkung der PTBS-Symptome auf Eltern oder Erziehungsberechtigte kann bei Kindern auch Anpassungsschwierigkeiten zur Folge haben (Patel, 2014). Obgleich die Forschung in diesem Bereich nicht abgeschlossen ist, meinen einige Wissenschaftler, dass, wenn ein Elternteil ein Trauma erfahren hat und daraus resultierend PTBS-Symptome zeigt, die Kinder im Verhalten oder in den Emotionen ebenfalls Auffälligkeiten entwickeln können (Pemberton et al., 2013).
Aus diesem Grund wird empfohlen, dass die Behandlung von PTBS Bewältigungs- und Unterstützungsangebote beinhaltet, die auf das ganze Familiensystem ausgerichtet sind (Flake et al., 2009). Programme in diesem Bereich sollten die Themenschwerpunkte auf Information, praktische Fertigkeiten, Unterstützung und die Gewinnung von Sichtweisen legen, die die Erfahrungen der anderen Familienmitglieder beinhalten (Fischer et al., 2015).

Posttraumatische Belastungsstörung und Teilhabe an bedeutungsvollen Aktivitäten

Die subjektive Wahrnehmung von Gesundheit, Wohlbefinden und Lebensqualität ist bei Menschen mit psychischen Erkrankungen eng verbunden mit der Teilnahme an bedeutungsvollen täglichen Aktivitäten und sozialer Interaktion (Eklund et al., 2009). Die Hauptmerkmale von PTBS – Intrusionen (Wiedererinnern und Wiedererleben von traumatischen Ereignissen), Vermeidungsverhalten, negatives Wahrnehmen und gesteigerte Wachsamkeit – beeinträchtigen signifikant die Motivation der betroffenen Person, sich an Aktivitäten zu beteiligen.

Die Aufrechterhaltung sozialer und emotionaler Beziehungen kann für Personen mit PTBS erschwert sein. Negative Wahrnehmungen und Vermeidungsverhalten können zur Entfremdung von Freunden und Familie führen. Das Vermeidungsverhalten bei PTBS und der daraus resultierende verminderte Einsatz für Gemeinsamkeit stärkende Aktivitäten beeinflussen die familiären Beziehungen und führen zu Unzufriedenheit (Dekel & Monson, 2010). Dies hat zur Folge, dass betroffene Personen dazu neigen, sich von für sie bedeutungsvollen familienzentrierten Aktivitäten zu distanzieren, wie zum Beispiel gemeinsame Mahlzeiten, gemeinsame Besorgungen oder der Besuch gemeinsamer Veranstaltungen. Die Teilnahme an solchen einfachen Aktivitäten kann das emotionale Wohlbefinden einer Person positiv beeinflussen, weil sie dadurch mit dem Unterstützungssystem Familie verbunden bleibt. Für Menschen mit PTBS ist eine solche Unterstützung entscheidend, wobei sich auch die Unterstützung in Selbsthilfegruppen als besonders vorteilhaft erwiesen hat (Davis et al., 2011). Die Teilnahme an Betroffenen- oder Selbsthilfegruppen kann einen gegenseitigen Erfahrungsaustausch über PTBS ermöglichen.

Teilhabe an Betätigung hat auch eine physische Komponente, und der Rückzug aus der Aktivität kann zu erheblichen körperlichen Beeinträchtigungen führen. Untersuchungen haben ergeben, dass PTBS einen negativen Einfluss auf die körperliche Gesundheit haben kann. Personen mit PTBS haben ein erhöhtes Risiko, an Kreislauf-, Verdauungs- und Herz-Kreislauf-Erkrankungen sowie Erkrankungen des Bewegungsapparates und des Nervensystems zu erkranken (Zen et al., 2012). Bei einigen Personen mit PTBS wird gesundheitsgefährdendes Verhalten wie Rauchen, Trinken und die Nicht-Inanspruchnahme von medizinischer Versorgung beobachtet, was zu einer erhöhten Mortalität und Morbidität beiträgt. Auch das Bewegungsverhalten kann beeinträchtigt werden, da Menschen mit PTBS in der Regel weniger motiviert sind, sich zu bewegen oder sich weniger um ihre persönliche Gesundheit kümmern (de Assis et al., 2008).

Die psychologischen, biologischen und sozialen Auswirkungen von PTBS, die in diesem Manual beschrieben werden, beeinflussen die aktive Teilhabe einer Person an bedeutungsvollen Aktivitäten, seien diese körperlicher, sozialer oder produktiver Art. Die Partizipation an der Aktivität kann dem Einzelnen helfen, Stress zu bewältigen und die Gesundheit zu fördern. Tägliche Aktivitäten, seien sie individueller oder sozialer Art, können einem Menschen helfen, wieder das Gefühl zu bekommen, sein Leben im Griff zu haben und zu kontrollieren (McColl, 2002). Dieses Gefühl der Kontrolle ist für Menschen mit PTBS wichtig, da es ihnen hilft, ihre eigene Identität wiederzuerlangen und sie befähigt, sich selbst in einem neuen Licht zu sehen oder sich selbst wieder als ihr „altes Selbst" zu sehen. Aktivität kann dazu beitragen, das positive Selbstbild zu stärken, was sich wiederum positiv auf das Angstniveau, die familiären Beziehungen und das Selbstbild auswirkt. Wenn Menschen von ihren normalen täglichen Aktivitäten ausgeschlossen sind, können sie dadurch psychischen Belastungen wie Angst und Hilflosigkeit ausgesetzt sein, was die Symptome der PTBS verstärkt (Scaffa, 2003). Durch die Teilnahme an Aktivitäten können Personen mit PTBS die Vermeidungsspirale durchbrechen. Sobald eine Person beginnt, sich wieder mit Aktivitäten zu beschäftigen, nimmt ihr Tag mehr Rhythmus und Balance an, was wiederum die allgemeine Gesundheit und das Wohlbefinden sowie das Symptommanagement fördert (Leufstadius & Eklund, 2014). Teilnahme an Aktivitäten bringt einer Person in allen Bereichen des Lebens mehr Teilhabe und Beteiligung, und somit Hoffnung und Bedeutung.

Die Teilnahme an täglichen Aktivitäten ist die Grundlage für die Teilhabe an bedeutungsvollen Betätigungen. Bedeutungsvolle Betätigungen können sein: einer Arbeit nachgehen, Zeit mit der Familie verbringen, Teamsport betreiben, trainieren, lesen, zeichnen oder reisen – welche Aktivität auch immer für die betroffene Person persönlich wertvoll ist. Alle diese Betätigungen dienen als Mittel zur Unterstützung einer Person im emotionalen, finanziellen, sozialen und sogar spirituellen Bereich. Der Blick auf die Nutzung der täglichen Zeit und die aktuelle Beteiligung an Aktivitäten ist einer der ersten Schritte für Menschen mit PTBS, um zu erkennen, welche Aktivitäten für sie bedeutungsvoll sind, um diese wieder aufzunehmen.

Die Faktoren zu erkennen, die die Teilnahme an Aktivitäten unterstützen oder einschränken, kann hilfreich sein, um die ersten Fortschritte zu machen.

Literatur

American Psychiatric Association. (2013). Diagnostic and statistical manual of mental disorders: DSM-5. Washington, D.C.: American Psychiatric Association.

Beck, A. T., Rush, A. J., Shaw, B. F. & Emery, G. (1978). Cognitive Therapy for Depression. New York: Guilford.

Beck, J. S. (2011). Cognitive behavior therapy: basics and beyond. New York: Guilford.

Benson, H. & Klipper, M. (1992). The relaxation response. Harper Collins, New York.

Bos, A. E., Kanner, D., Muris, P., Janssen, B., & Mayer, B. (2009). Mental illness stigma and disclosure: Consequences of coming out of the closet. Issues in Mental Health Nursing, 30(8), 509-513.

Boss, P. & Couden, B. (2002). Ambiguous loss from chronic physical illness: Clinical interventions with individuals, couples and families. Journal of Clinical Psychology, 58, 1351-1360. doi:10.1002/jclp.10083

Brown C. & Stoffel, V. (2011). Occupational Therapy in Mental Health: A vision for participation. Philadelphia: FA Davis Company.

Canadian Human Rights Commission. (2014). About us. Retrieved from: http://www.chrc-ccdp.ca/eng/content/about-us

Canadian Mental Health Association (2015). Retrieved from: https://ontario.cmha.ca/documents/employment-and-education-for-people-with-mental-illness/

Cohen, E., Zerach, G. & Solomon, Z. (2011). The implication of combat-induced stress reaction, PTSD, and attachment in parenting among war veterans. Journal of Family Psychology, 25(5), 688-698.

Corrigan, P. W. & Rao, D. (2012). On the self-stigma of mental illness: Stages, disclosure, and strategies for change. The Canadian Journal of Psychiatry, 57(8), 464-469.

Davis, J., Brown C. & Stoffel, V. (2011). Anxiety Disorders. In: C. B. & V. S. (Eds.) Occupational Therapy in Mental Health: A vision for participation. (167-178) Philadelphia: FA Davis Company.

de Assis M. A., de Mello, M. F., Scorza, F. A., Cadrobbi, M. P., Schooedl, A. F., da Silva, G., de Alburquerque, M., da Silva, A. C. & Arida, R. M. (2008). Evaluation of physical activity habits in patients with posttraumatic stress disorder. Clinics (San Paolo), 63(4), 473-478.

Dekel, R. & Monson, C. M. (2010). Military-related post-traumatic stress disorder and family relations: Current knowledge and future directions. Aggression and Violent Behavior, 15(4), 303-309.

Dohrenwend, B. P. (2006). Symptom patterns associated with chronic PTSD in male veterans: New findings from the National Vietnam Veterans Readjustment Study. Journal of Nervous and Mental Disease, 194, 275-278. doi:10.1097/01.nmd.0000207363.25750.56

Duax, J., Bohnert, K., Rauch, S. & Defever, A. (2014). Posttraumatic stress disorder symptoms, levels of social support, and emotional hiding in returning veterans. Journal of Rehabilitation Research and Development, 51(4), 571-578. doi: 10.1682/JRRD.2012.12.0234.

Eklund, M., Leufstadius, C. & Bejerholm, U. (2009). Time use among people with psychiatric disabilities: Implications for practice. Psychiatric Rehabilitation Journal, 32(3), 177.

Fischer, E., Sherman, M., McSweeney, J., Pyne, J., Owen, R. & Dixon, L. (2015). Perpectives of family and veterans on family programs to support reintegration of returning veterans with posttraumatic stress disorder. Psychological Services, 12(3), 187-198.

Flake, E. M., Davis, B. E., Johnson, P. L. & Middleton, L. S. (2009). The psychosocial effects of deployment on military children. Journal of Developmental & Behavioral Pediatrics, 30, 271-278.

Gerlock, A., Grimesey, J. & Sayre, G. (2014). Military-related posttraumatic stress-disorder and intimate relationship behaviors: A developing dyadic relationship model. Journal of Marital and Family Therapy, 40, 344-356. doi: 10.1111/jmft.12017.

Gould, M., Adler, A., Zamorski, M., Castro, C., Hanily, N., Steele, N., Kearney, S. & Greenberg, N. (2010). Do stigma and other perceived barriers to mental health care differ across Armed Forces? Journal of the Royal Society of Medicine, 103(4), 148-156. doi: 10.1258/jrsm.2010.090426.

Goldberg, S. G., Killeen, M. B. & O'Day, B. (2005). The disclosure conundrum: How people with psychiatric disabilities navigate employment. Psychology, Public Policy, and Law, 11(3), 463.

Gould, M., Greenberg, N., Hetherton, J. (2007). Stigma and the military: Evaluation of a PTSD psychoeducational program. Journal of Traumatic Stress, 20(4), 505-515.

Government of Canada. (2016). Employment Equity Act, 1995. S.C. 1995, c. 44. Retrieved from http://lawa-lois.justice.gc.ca/eng/acts/e-5.401/page-1.html#doCont

Kawachi, I. & Berkman, L. F. (2001). Social ties and mental health. Journal of Urban health, 78(3), 458-467.

Leufstadius, C. & Eklund, M. (2014). Time use among individuals with persistent mental illness: Identifying risk factors for imbalance in daily activities. Scandinavian Journal of Occupational Therapy, 21(1), 53-63. doi: 10.3109/11038128.2014.952905

Marshall, R. D., Turner, J. B., Lewis-Fernandez, R., Koenan, K., Neria, Y. & Dohrenwend, B. P. (2006). Symptom patterns associated with chronic PTSD in male veterans: New findings from the National Vietnam Veterans Readjustment Study. The Journal of nervous and mental disease, 194(4), 275-278.

Marshall, R. D., Turner, J. B., Lewis-Fernandez, R., Koenan, K., Neria, Y., Meyer, J. S. & Quenzer, L. F. (2005). Psychopharmacology: Drugs, behaviour and the brain. Sunderland, MA: Sinauer Associates.

McColl, M. A. (2002). Occupation in stressful times. American Journal of Occupational Therapy, 56, 350-353.

National Institute of Mental Health. (2014). Post-traumatic Stress Disorder. Retrieved from: http://www.nimh.nih.gov/health/publications/post-traumatic-stress-disorder- ptsd/index.shtml

Patel, B. (2014). Caregivers of Veterans with "Invisible" Injuries: What we know and Implications for Social Work practice. Social Work, 60(1), 9-17.

Pemberton, J. R., Kramer, T. L., Borrego, J., Jr & Owen, R. R. (2013). Kids at the VA? A call for evidence-based parenting interventions for returning veterans. Psychological Services, 10(2), 194-202. doi:10.1037/ a0029995

Pompili, M., Mancinelli, I., Tatarelli, R. (2003). Stigma as a cause of suicide. The British Journal of Psychiatry, 183(2), 173-174. doi: 10.1192/bjp.183.2.173 PTSD Association of Canada. (2015). Coping Strategies. Retreived from http://www.ptsdassociation.com/coping-strategies-1/ on March 20, 2016.

Samuelson, K. W. (2011). Post-traumatic stress disorder and declarative memory functioning: a review. Dialogues in Clinical Neuroscience, 13(3), 346-351.

Scaffa, M. (2003, Spring). Competence, mastery, and independence: Our cultural heritage. American Occupational Therapy Foundation Connection, 10(1), 6-7.

Sherin, J. E. & Nemeroff, C. B. (2011). Post-traumatic stress disorder: the neurobiological impact of psychological trauma. Dialogues in Clinical Neuroscience, 13(3), 263-278.

The Royal - Mental Health Care & Research (2015). Retrieved from: http://www.theroyal.ca/mental-health-centre/mental-health-programs/areas-of-care/operational-stress-injuries-and-ptsd/

Tull, M. T., Barrett, H. M., McMillan, E. S. & Roemer, L. (2007). A preliminary investigation of the relationship between emotion regulation difficulties and posttraumatic stress symptoms. Behavior Therapy, 38(3), 303-313.

Tull, M. T., Gratz, K. L., Salters, K. & Roemer, L. (2004). The role of experiential avoidance in posttraumatic stress symptoms and symptoms of depression, anxiety, and somatization. The Journal of Nervous and Mental Disease, 192(11), 754-761.

University of Maryland Medical Centre. (2015). Anxiety Disorders. Retrieved from: http://umm.edu/health/medical/reports/articles/anxiety-disorders%20.com

Zen, A. L., Zhao, S., Whooley, M. A., Cohen, B. E., (2012). Post-Traumatic Stress Disorder is associated with poor health behaviors: Findings from the heart and soul study. Health Psychology, 31(2), 194-201.

Anhang

Mein aktuelles Aktivitätsmuster

Datum: ______________________________

Name: ____

Betrachten Sie jede Aussage und kreuzen Sie Zutreffendes an.

Kriterium – Beispiele		
In meinem Tagesablauf stehen Spaß, Arbeit, Selbstfürsorge und Erholung in keinem ausgewogenen zeitlichen Verhältnis.	Ja ☐	Nein ☐
Erinnerungen, Gedanken oder Bilder belastender Ereignisse schränken meine Aktivitäten ein.	Ja ☐	Nein ☐
Wenn ich den Tag über aktiv bin, fühle ich mich oft übermäßig aufmerksam, wachsam oder auf der Hut.	Ja ☐	Nein ☐
Meine regelmäßige Routine wird oft von meinen Gedanken unterbrochen.	Ja ☐	Nein ☐
Es gibt Tage, an denen ich nicht in der Lage bin, etwas zu tun, weil ich mich anderen Menschen fern oder von diesen abgeschnitten fühle.	Ja ☐	Nein ☐
Ich suche tagsüber oder während der Woche nicht sehr viele verschiedene Orte auf, um etwas zu tun.	Ja ☐	Nein ☐
Ich bekomme Angst, wenn ich daran denke, etwas Neues zu tun.	Ja ☐	Nein ☐
Ich habe das Interesse an Aktivitäten verloren, denen ich früher gerne nachgegangen bin.	Ja ☐	Nein ☐
Ich habe Schwierigkeiten, mich zu konzentrieren und bei einer Aktivität zu bleiben.	Ja ☐	Nein ☐
Es gibt Dinge, die ich gerne tun würde, aber es gibt Hindernisse, warum ich sie nicht tue, wie zum Beispiel die Angst, einem Auslöser (Trigger) zu begegnen.	Ja ☐	Nein ☐
Sind Sie generell mit Ihren Aktivitäten und damit, wie Sie Ihre tägliche Zeit nutzen, zufrieden?	Ja ☐	Nein ☐

Schreiben Sie alle anderen Gedanken oder Ideen hier auf:

____

____

____

____

____

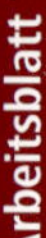

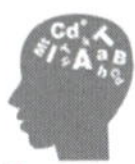

Meine Gedanken, Emotionen und Teilnahme an Aktivitäten

Datum: ______________________

Name: ____

Es ist normal, im Alltag eine Reihe von Gefühlen, Gedanken und Stimmungen zu haben. Bei Menschen mit PTBS ist es jedoch möglich, dass sie Situationen anders wahrnehmen und erleben. Dies kann zu übermäßiger Wachsamkeit, Unruhe oder Vermeidung von Aktivitäten führen, die zuvor Freude gemacht haben.

Erinnern Sie sich an eine Situation, in der Ihre Gedanken und Emotionen Sie davon abgehalten haben, an einer für Sie wichtigen Aktivität teilzunehmen? Versuchen Sie anhand der folgenden Fragen zu reflektieren, warum diese Gedanken ein Hindernis dargestellt haben.

Welche Situation hat bei mir Gefühle ausgelöst?

____

____

____

Welche Annahmen verbinde ich mit der Situation?

____

____

____

Waren meine Gefühle und Reaktionen der Situation angemessen?

____

____

____

Gibt es andere Möglichkeiten, diese Situation zu interpretieren?

____

____

____

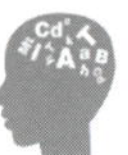

Versuchen Sie, Ihre Gedanken durch Gedankenexperimente zu bewerten. Das aktive Reflektieren über Ihr Denken kann Ihnen helfen, Gedankenmuster zu erkennen, die die Teilnahme an Aktivitäten behindern. In Folge können Sie daran arbeiten, Ihr Denken zu verändern.

Füllen Sie die folgende Tabelle aus, um Ihr Denken zu überprüfen. Dieses Vorgehen basiert auf den Prinzipien der kognitiven Verhaltenstherapie. Es unterstützt Sie dabei, Ihre eigenen Denkmuster zu erkennen. Dieses einfache Arbeitsblatt soll Ihnen helfen, zu verstehen, wie sich Ihre Gedanken und Gefühle auf Ihre Aktivitäten auswirken, damit Sie Entscheidungen treffen können, die Ihnen ermöglichen, Ihre täglichen Aktivitäten wieder in vollen Zügen zu genießen. Wenn Sie einen *alternativen Gedanken* entwickeln, bedenken Sie die folgenden zwei Fragen, um eine neue Handlungsmöglichkeit zu erarbeiten:

Was spricht für meinen Gedanken?

____

____

____

Was spricht dafür, dass mein Gedanke nicht der einzige Weg ist, um zu reagieren?

____

____

____

Experimentieren Sie mit Ihren Gedanken:

Ereignis	**Automatisierter Gedanke**	**Gefühl(e)**	**Alternative Gedanken**	**Ergebnis**
Zur Geburtstagsfeier Ihrer Nichte oder Ihres Neffen gehen	Wenn ich auf die Party gehe, verliere ich vielleicht die Beherrschung und verprügele meine Familie.	ängstlich, distanziert, wütend	Meine Familie sorgt sich um mich und will mich dabei haben.	An der Geburtstagsfeier teilnehmen und wieder mit der Familie in Kontakt treten
Ein Auto, das mitten am Tag Fehlzündungen hat, während Sie Besorgungen machen	Ich bin wieder im Kampfeinsatz und bin unvorbereitet.	schreckhaft, nervös	Ich bin in der Nähe von meinem Zuhause, ich bin nicht in Gefahr.	Tägliche Besorgungen erfolgreich durchführen können

(Beck, Rush, Shaw & Emery, 1978; Beck, 2011; Brown & Stoffel, 2011).

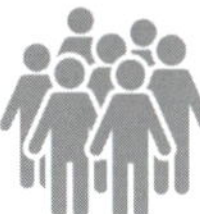

Offenlegung und Stigmatisierung

Datum: ______________________________

Name: ______________________________

Offenlegung

Personen, die nach außen nicht erkennbar erkrankt sind, wie zum Beispiel an einer PTBS, stehen vor dem Dilemma der Offenlegung. Zum Beispiel könnte sich eine Person fragen, ob die Bekanntgabe ihrer psychischen Erkrankung die nötige Unterstützung am Arbeitsplatz bringt oder ihre Chancen auf Beförderung einschränkt. Sie könnte auch darüber besorgt sein, wie die Offenlegung der Diagnose die Einstellungen anderer ihr gegenüber verändern kann.
Die Entscheidung zur Offenlegung ist eine sehr persönliche und erfordert eine gründliche Abwägung der möglichen Vorteile und Konsequenzen.

Welche Vorteile könnte die Offenlegung bringen?

____

____

____

Welche Nachteile könnten durch die Offenlegung entstehen?

____

____

____

Denken Sie über die Vor- und Nachteile nach, die Sie sich selbst überlegt haben, und ziehen Sie die folgenden in Betracht:

Vorteile der Offenlegung	Nachteile der Offenlegung
▪ Unterstützung von weiteren betroffenen Personen und durch die Familie ▪ Sie reduziert Stigma und Schamgefühle. ▪ Zugang zu Schutz und Versorgung am Arbeitsplatz und in der Schule ▪ Sie ermöglicht eine bessere Kommunikation mit dem Arbeitgeber über Ihre Bedürfnisse.	▪ Sie werden womöglich von Ihren Mitmenschen anders behandelt. ▪ Die Atmosphäre am Arbeitsplatz, in der Schule oder im privaten Umfeld kann zu Beginn angespannt oder unangenehm sein. ▪ Eine Einschränkung der Aufstiegsmöglichkeiten ist möglich. ▪ Anfängliche Ängste oder Flashbacks könnten sich verstärken.

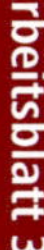

Welche Bewältigungsstrategien könnten Sie gegen die einzelnen Nachteile einsetzen?

Sie werden womöglich von Ihren Mitmenschen anders behandelt.

Die Atmosphäre am Arbeitsplatz, in der Schule oder im privaten Umfeld kann zu Beginn angespannt oder unangenehm sein.

Eine Einschränkung der Aufstiegsmöglichkeiten ist möglich.

Anfängliche Ängste oder Flashbacks könnten sich verstärken.

Weitere Ideen:

Es ist wichtig, sich bewusst zu machen, dass es bei der Frage der Offenlegung nicht die *eine* richtige Herangehensweise gibt. Die Bekanntgabe Ihrer Erkrankung kann in bestimmten Bereichen Ihres Lebens und bestimmten Personen gegenüber passend sein. Während der Phasen Ihrer Krankheitsbewältigung kann sich Ihre Meinung zur Offenlegung der Erkrankung auch verändern.

Dokumentieren Sie schriftlich, wie Ihrer Meinung nach das Gespräch verlaufen könnte, bei dem Sie Ihre Erkrankung offenlegen.

Versuchen Sie, dieses Gespräch in einem Rollenspiel wiederzugeben, spielen Sie sich selbst sowie die Person, der die Erkrankung offenbart wird.

Wie fühlen Sie sich dabei?

Würden Sie etwas am Ablauf verändern wollen?

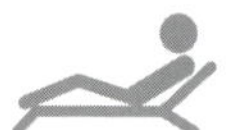

Achtsamkeit und Entspannung nutzen

Datum: ______________________________

Name: ______________________________

Angst und Stress können Sie körperlich, emotional und/oder geistig überfordern, was zur Vermeidung von Aktivitäten führen kann, die Ihnen in der Vergangenheit Freude bereitet haben. Keiner kann jeglichen Stress vermeiden, jedoch kann man ihm mittels Techniken entgegenwirken und einen Zustand von Entspannung erzeugen. Sich des eigenen Denkens bewusst zu werden und in der Lage zu sein, bei Bedarf Entspannungstechniken anzuwenden, kann helfen, die Auswirkungen der Angst zu begrenzen. Versuchen Sie die richtige Entspannungstechnik für sich zu finden, die für Sie persönlich die größte Wirkung gegen Stress zeigt. Dies macht es einfacher für Sie, mit Stress zurechtzukommen und in der Folge wieder mehr an Aktivitäten teilzunehmen, die Ihnen Freude bereiten.

Stressreaktion	**Entspannungsreaktion**	**Entspannungstechniken**
„Kampf"-Reaktion, z. B. wütend, erregt	Aktivitäten, die langsam und ruhig sind	Meditation, Atemübungen, Phantasiereisen, Progressive Muskelrelaxation
„Flucht"-Reaktion, z. B. deprimiert, zurückgezogen, distanziert	stimulierende Aktivitäten	rhythmische Übungen, Achtsamkeit, Massagen, Power Yoga
„Erstarrungs"-Reaktion, z. B. sich im Stress gefangen fühlen, bewegungsunfähig	Aktivitäten, die zu einer Reaktion anregen	Bewegungsübungen, die Arme und Beine mit einbeziehen, Laufen, Tanzen, Tai Chi

Wie reagieren Sie bei Stress?

____

____

____

Wann fühlen Sie sich am meisten entspannt?

____

____

____

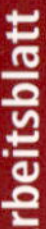

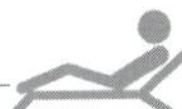

Sehen Sie sich Ihr Gedankenprotokoll an (Arbeitsblatt 2: „Meine Gedanken, Emotionen und Teilnahme an Aktivitäten").

Gab es eine Zeit, in der Sie eine Entspannungstechnik hätten anwenden können? Ja ☐ Nein ☐

Wie können Sie Entspannungstechniken in Ihren Alltag integrieren?

___

___

___

Tipps, die Ihnen helfen, Achtsamkeits- und Entspannungstechniken regelmäßig anzuwenden:

- Wenn möglich, üben Sie Ihre Technik täglich zu einem bestimmten Zeitpunkt.
- Versuchen Sie Entspannungsübungen in die tägliche Routine zu integrieren, beispielsweise Atemübungen beim Rasenmähen, progressive Muskelentspannung während der Busfahrt zur Arbeit, Achtsamkeit beim Spaziergang mit dem Hund, ...
- Vermeiden Sie es, die Übungen durchzuführen, wenn Sie schläfrig sind, denn sie haben den größten Nutzen im wachen und aufmerksamen Zustand!

(Benson & Klipper, 1992)

Beteiligung an Aktivität und Auswirkungen auf Ihr Umfeld

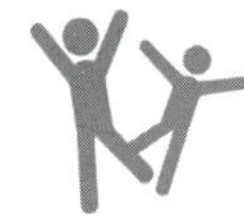

Datum: ______________________________

Name: ______________________________

Ihre psychische Gesundheit hat nicht nur Auswirkung auf Sie oder Ihre Beteiligung an Aktivitäten. Ihre Erlebnisse können auch einen großen Einfluss auf Ihre Familienmitglieder und andere wichtige Personen haben. Die täglichen Aktivitäten, die Ihre Familie betreffen, könnten die ersten sein, die Sie aufgeben. Das können einfache Dinge sein, wie z. B. das Abendessen mit der Familie oder der gemeinsame Fernsehabend.

Das untenstehende Zeiterfassungsprotokoll ist so gestaltet, dass Sie auf einen Blick erfassen können, wie sehr Sie sich jetzt mit Ihrer Familie beschäftigen im Vergleich zu der Zeit vor Ihrer psychischen Erkrankung.

derzeitige Familienaktivitäten	Häufigkeit		Familienaktivitäten, an denen Sie früher teilgenommen haben	Häufigkeit

Veränderungen bei Aktivitäten mit anderen sind eine typische Folge psychischer Erkrankungen. Sie selbst haben es mit neuen Gefühlen zu tun, ebenso Ihre Familie, wenn sie zusammen ist. Oft fühlen sich Familienmitglieder wegen einiger Ihrer Gefühle sehr schuldig, trotz der Unterstützung, die sie Ihnen entgegenbringen. Darüber zu reden, wie Sie und Ihre Familienmitglieder sich fühlen, kann für beide Seiten hilfreich sein.

Welche Formulierungsmöglichkeiten können Sie nutzen, um mit Ihnen nahestehenden Personen über Ihre Gefühle zu sprechen?

____

____

____

____

____

____

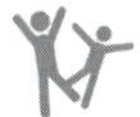

Die Wiederaufnahme von Familienaktivitäten, an denen Sie früher teilgenommen haben, kann für Ihre Genesung hilfreich sein, sie ist wichtig für gesunde Familienbeziehungen und hilft Ihnen, Ihre Unterstützungsnetzwerke aufrechtzuerhalten.

Erarbeiten Sie einen Wochenplan, um sicherzustellen, dass Sie und Ihre Familie eine Aktivität pro Tag gemeinsam durchführen. Solche Aktivitäten können zunächst klein sein und im Laufe der Zeit erweitern Sie den Plan mit umfangreicheren Aktivitäten.

Einige Aktivitäten können Sie dabei mehr beanspruchen, wie zum Beispiel der Besuch eines Fußballspiels mit vielen Zuschauern auf begrenztem Raum. Bedenken Sie vorher, wie viel Energie Ihnen die Aktivität abverlangt. Nutzen Sie beispielsweise eine Skala von 1–10 und berücksichtigen Sie diese Einschätzung bei Ihrer Planung. Das gemeinsame Frühstück mit Ihrer Familie könnte beispielsweise eine Tätigkeit sein, die Sie laut Skala mit einem Energiebudgetverbrauch von 3 bewerten. Es ist eine Tätigkeit, die in Ihrem eigenen Haus stattfindet, mit begrenzter Personenzahl und die relativ wenig Konversation benötigt. Dagegen kann eine Aktivität, wie zum Beispiel zum Fußballspiel Ihres Kindes zu gehen, auf der Skala ein Energiebudget von 8 oder 9 bedeuten, da es beinhaltet, in die Öffentlichkeit zu gehen, in der Gegenwart von Menschengruppen zu sein, sozial zu interagieren und in einer ungeschützten Umgebung zu sein, wo unerwartete Dinge passieren können. Seien Sie sich des Energiebudgetverbrauchs Ihrer Aktivitäten bewusst, während Sie Ihre Woche planen, und teilen Sie sich Ihre Energie entsprechend ein.

Versuchen Sie am Ende eines jeden Tages darüber nachzudenken, wie diese Aktivität tatsächlich verlief: Das kann bedeuten, dass Sie darüber nachdenken, wie Ihre Stimmung an diesem Tag war, wie Sie sich vorher und nachher gefühlt haben und wie andere Menschen reagiert haben.

	Aktivität	**Energiebudget**	**Wie ging es mir dabei?**
Beispiele	*meinem Sohn aus einem Buch vorgelesen*	2	
	meine Frau von der Arbeit abgeholt	7	
Montag			
Dienstag			
Mittwoch			
Donnerstag			
Freitag			
Samstag			
Sonntag			

Arbeitsblatt 5

Welche Änderungen werden Sie für die nächste Woche vornehmen?

Welche Aktivitäten streben Sie für die Zukunft an?

Welche Aktivitäten schlagen Ihre Freunde und Familie vor?

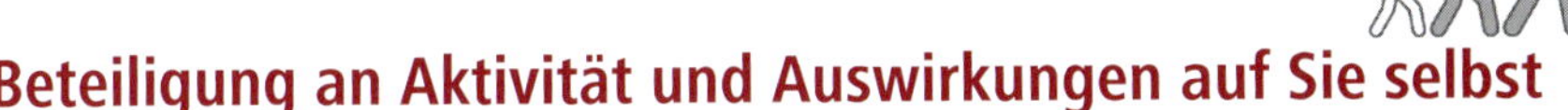

Beteiligung an Aktivität und Auswirkungen auf Sie selbst

Datum: ______________________________

Name: ______________________________

Psychische Erkrankungen haben üblicherweise einen starken Einfluss auf das Selbstwertgefühl und die Selbstwirksamkeit des Betroffenen. Damit ist gemeint, das Vertrauen zu haben, dass man in der Lage ist, das erfolgreich zu tun, was man möchte. Das Trauma und der dadurch bedingte Wegfall früherer Rollen können diesen Verlust des „Selbst" verstärken und zur Entwicklung weiterer Symptome, wie beispielsweise Depressionen, führen.

Eine Veränderung Ihres Selbstbildes und des Vertrauens in Ihre Fertigkeiten kann dazu führen, dass Sie sich nicht mehr in der Lage fühlen oder nicht mehr motiviert sind, sich an Aktivitäten zu beteiligen, die Sie einmal ausgeübt haben. Es ist wichtig, gut zu sich selbst zu sein und zu versuchen, Fertigkeiten und Strategien zu entwickeln, die Sie und Ihre Fähigkeiten bestätigen.

Die Auflistung Ihrer Leistungen kann eine Möglichkeit sein, sich auf das Positive zu konzentrieren. Verbringen Sie einen Augenblick damit, 5–10 Leistungen aufzuzählen, auf die Sie stolz sind. Diese Auflistung kann berufliche oder familiäre Themen beinhalten, wie zum Beispiel: „Ich habe den Kredit unseres Hauses abbezahlt" oder: „Ich kümmere mich gut um meinen Hund". Versuchen Sie dabei auch emotionale und persönliche Erfolge mit einzubeziehen, wie zum Beispiel: „Ich habe Atemübungen angewendet, als ich anfing, im Lebensmittelgeschäft ängstlich zu werden." Sie können auch bereits geplante Aktivitäten und gelernte Strategien anderer Arbeitsblätter in diese Liste aufnehmen.

1.	
2.	
3.	
4.	
5.	
6.	
7.	
8.	
9.	
10.	

Nehmen Sie sich einen Moment Zeit, um sich Ihre Liste anzusehen – wie fühlen Sie sich dabei?

War das eine leichte Aufgabe? Oder war es schwierig?

Positivität und Dankbarkeit in den Alltag zu integrieren, mag zunächst ungewöhnlich erscheinen. Sich auf das zu konzentrieren, wofür man dankbar ist, kann jedoch sehr wirkungsvoll sein.

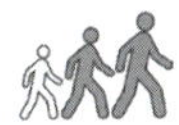

Nehmen Sie sich eine Woche lang täglich fünf Minuten Zeit für die folgende Tabelle. Denken Sie über Ihre Aktivitäten oder Erfolge nach und beschreiben Sie etwas, wofür Sie an jedem einzelnen Tag dankbar sind.

Montag
Meine Aktivitäten und Erfolge:
Heute bin ich dankbar für:
Dienstag
Meine Aktivitäten und Erfolge:
Heute bin ich dankbar für:
Mittwoch
Meine Aktivitäten und Erfolge:
Heute bin ich dankbar für:
Donnerstag
Meine Aktivitäten und Erfolge:
Heute bin ich dankbar für:
Freitag
Meine Aktivitäten und Erfolge:
Heute bin ich dankbar für:
Samstag
Meine Aktivitäten und Erfolge:
Heute bin ich dankbar für:
Sonntag
Meine Aktivitäten und Erfolge:
Heute bin ich dankbar für:

Fachpublikationen
Arbeitsmaterialien
Fachzeitschriften

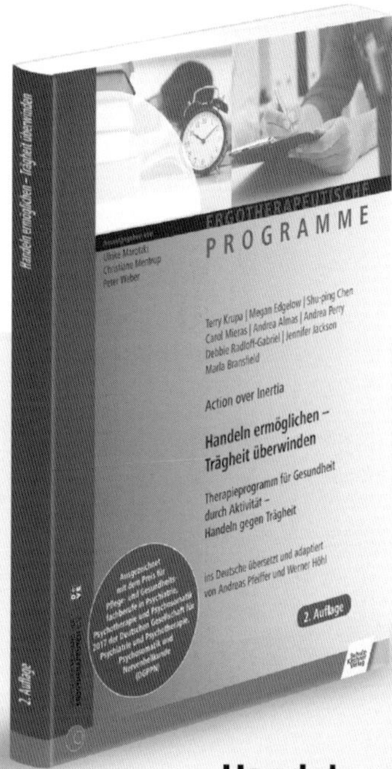

Ausgezeichnet mit dem Preis für Pflege- und Gesundheitsfachberufe in Psychiatrie, Psychotherapie und Psychosomatik 2017 der Deutschen Gesellschaft für Psychiatrie und Psychotherapie, Psychosomatik und Nervenheilkunde (DGPPN)

Handeln ermöglichen – Trägheit überwinden

Therapieprogramm für Gesundheit durch Aktivität – Handeln gegen Trägheit. Action over Inertia

Edition VITA ACTIVA,
Ergotherapeutische Programme,
Terry Krupa et al.,
Deutsche Übersetzung und Adaption:
Andreas Pfeiffer, Werner Höhl,
2. Auflage 2018,
kartoniert: ISBN 978-3-8248-1202-8,
152 Seiten, EUR 49,50 [D]

im Set mit „Chronischer Schmerz":
ISBN 978-3-8248-1231-8,
EUR 72,00 [D]
(für DVE-Mitglieder EUR 61,00)

Das von Ergotherapeuten entwickelte Programm „Handeln gegen Trägheit" zielt darauf ab, Menschen mit schweren psychischen Erkrankungen durch bedeutungsvolle Aktivitäten zu einer positiven Alltagserfahrung zu verhelfen und damit Recovery, Gesundheit und Wohlbefinden zu ermöglichen. Es enthält zahlreiche Arbeits- und Informationsblätter.

Leseprobe/Inhaltsverzeichnis:
www.schulz-kirchner.de/filesep/
pfeiffer_hoehl_handeln.pdf

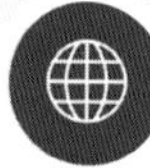

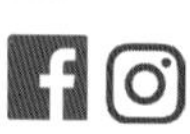

Tel.: +49 (0) 6126 9320-13
Fax: +49 (0) 6126 9320-50
bestellung@schulz-kirchner.de
www.schulz-kirchner.de/shop

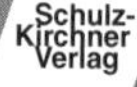